알기 쉬운 임상시험 용어집

김성철 편저
원광대 한의학전문대학원 교수
원광대 광주한방병원 임상시험센터 연구책임자

집문당

이 책은 보건복지부와 한국보건산업진흥원의 지원으로
원광대학교 광주한방병원 임상시험센터에서 수행되었습니다.

머리말

보건복지부가 한의약분야 임상연구 활성화와 국제적 수준의 임상연구의 질을 향상시키고자 임상연구 전문 인력 양성을 목적으로 2014년에 한의계 최초 의료기기 중심 한의약 임상인프라구축을 위한 지원사업에 원광대학교 광주한방병원을 선정하였습니다. 이에 원광대학교 광주한방병원은 서남권 거점 다기관 한의약 임상시험센터를 구축할 예정으로, 임상시험을 위한 시설 및 장비를 구비하고, e-CRF를 비롯한 웹기반 프로그램과 임상시험 전문가 양성을 위한 교육프로그램도 자체 개발하며,

특히 한약제제와 한방의료기기 개발 활성화를 위한 산업계 지원시스템을 비롯해 다기관 임상시험 네트워크를 구축할 예정입니다.

또한 의약품이나 의료기기를 개발하여 시판하기에 앞서 안전성과 유효성을 증명할 목적으로 시행될 임상시험에 필요한 임상연구 코디네이터로 양성할 간호대 학생들을 대상으로 임상시험에 관한 강의를 진행한바 임상연구에 관한 생소한 용어들 때문에 의미 전달에 어려움이 늘 있어 왔습니다.

이번에 출간한 『알기 쉬운 임상시험 용어집』은 그 난제를 조금은 덜게 될 것으로 기대합니다. 이 책은 의약품이나 의료기기 임상시험에 관련이 있는 연구자, 임상연구 코디네이터, 임상시험 모니터링요원, 임상시험센터 관련 직원, 그리고 의뢰자나 개발자를 대상으로 전문적이고 다양한 임상

용어들을 찾아보기 쉽고, 이해하기 쉽게 설명함으로써 향후 원활한 임상연구를 진행하는 데 도움을 주고자 했습니다.

이 용어집이 임상시험에서 현장경험이 부족한 연구자나 관련자들의 이해력을 높이고, 자료 관리에 대한 질 향상을 도모하여 임상인프라 전문기관의 임상시험 현장에서 도움이 되기를 희망합니다. 아울러 이 책이 나오기까지 많은 도움을 준 원광대학교 한의약임상시험센터 총괄연구책임자인 이상관 교수님과 노가영 선생님께 감사의 말씀을 전합니다.

2015년 1월 1일

대표저자 김성철

원광대 한의학전문대학원 교수

원광대 광주한방병원 임상시험센터 연구책임자

일러두기

☞ 용어의 선정은 의약품 임상시험 관리기준(약사법 시행규칙 제32조)과 의료기기 임상시험 관리기준(의료기기법 시행규칙 제13조 제1항)을 중심으로 정리하였다.

☞ 용어는 특정한 목차 구분 없이 국문을 가나다 순서로 게재하고, 이어서 명확한 우리말 용어가 없는 외국어를 영문 알파벳 순서로 게재하였다.

☞ 내용이 유사하거나 세부 항목은 이해하기 쉽게 하단에 ● 표시를 하고 역시 가나다 순서로 게재하였다.

개시모임(Study Initiation Meeting)

규제기관 및 IRB의 승인을 받은 후 피험자가 등록되기 전에 의뢰자 및 연구자 측이 임상시험 실시기관에 모여 임상시험 계획서, 진행과정, 연구진행 시 반드시 알아야 할 사항들에 대해 논의할 목적으로 진행하는 회의를 말한다.

관련규정(Applicable Regulatory Requirement)

임상시험의 실시에 관련된 의료기기법령 및 관련규정, 고시 등을 말한다.

근거문서(Source Document)

병원기록, 의무기록, 피험자기록, 메모, 병리검사결과, 피험자일기, 평가점검표, 약국의 의약품 불출 기록, 자동화 검사기기에 기록된 자료, 검사인증서 및 그 공식 사본, 마이크로피시(microfiches), 마이크로필름, 방사선학적 검사자료, 자기테이프, 약국기록자료, 병리검사실 기록자료 등과 같이 근거자료를 담고 있는 모든 문서(전자문서), 자료 및 기록을 말한다.

● **비밀보장(Confidentiality)**

자료의 직접열람이 허용된 사람을 제외하고는 피험자의 신원 또는 의뢰자의 지적 재산 등에 관한 정보가 알려지지 않도록 하는 것을 말한다.

● **임상시험 관련자료의 직접열람(Direct Access)**

임상시험 수행상태 및 결과평가에 중요한 기록이나 문서(전자문서 포함)를 조사, 분석, 평가, 재구성하도록 허용하는 것으로, 임상시험 관련자료를 직접 열람하는 개인 또는 기관 등은 피험자의 신원이나 의뢰자 관련 정보에 대해 비밀보장의 의무가 있다.

● **임상시험 기본문서(Essential Document)**

임상시험의 수행과 그로부터 얻은 자료의 품질에 대한 개별적 또는 전체적 평가에 사용되는 모든 문서(전자문서 포함)를 말한다.

근거자료(Source Data)

임상시험을 재현 또는 평가하는데 필요한 관련 임상 소견, 관찰 및 그 밖의 행위 등이 기록된 원본 또는 원본의 공식 사본에 담겨 있는 모든 정보를 말한다.

기술문서(Technical Document)

「의료기기 허가·신고·심사 등에 관한 규정」에서 정한 요건의 자료를 말한다.

눈가림/맹검(Blinding/Masking)

임상시험에 관여하는 사람 또는 부서 등이 배정된 치료법에 대해 알지 못하도록 하는 절차를 말한다.

● **이중 눈가림/이중 맹검**(Double Blinding)

임상시험연구자와 피험자 모두 해당 피험자가 받는 치료가 어떤 것인지, 즉 위약인지 실제 의약품인지를 알지 못하게 되어 있는 실험설계를 말한다.

다기관 임상실험(Multicenter Trial)

하나의 임상시험계획서에 따라 둘 이상의 시험기관에서 수행되는 임상시험을 말하며 단일기관보다 한 국가의 여러 기관, 또는 여러 나라의 임상기관에서 수행하는 임상연구일수록 결과의 신뢰도가 더 크다.

● **임상시험 조정자**(Coordinating Investigator)

각 임상시험 실시기관의 시험책임자 중에서 다기관 임상시험에 참여하는 시험자 사이의 의견을 조정할 권한과 의무가 있는 사람을 말한다.

● **조정위원회**(Coordinating Committee)

다기관 임상시험의 수행을 조정하기 위하여 의뢰자가 조직하는 위원회를 말한다.

데이터 관리(Data Management)

임상시험 동안 발생하여 수집된 데이터 처리 과정으로, 주로 데이터 입력과 데이터베이스 관리도 여기 포함된다.

● **인구 통계학적 데이터**(Demographic Data)

연령, 성별, 병력 및 임상시험과 관련된 다른 정보를 포함한 피험자의 특징을 말한다.

모니터링(Monitoring)

임상시험 진행과정을 감독하고, 해당 임상시험이 임상시험계획서, 표준작업지침서, 임상시험 실시기준 및 관련 규정에 따라 시행되고 기록되는지를 검토, 확인하는 활동을 말한다.

- **모니터링 보고서**(Monitoring Report)

모니터요원이 의뢰자의 표준작업 지침서에 따라 각 임상시험기관을 방문하거나 임상시험과 관련하여 연락하고 그 내용을 문서로 작성한 보고서를 말한다.

- **의료 모니터요원**(Medical Monitor)

임상시험용 제품에 대한 모니터링을 책임지는 의뢰자 측 의사를 말한다.

- **임상시험 모니터요원**(Clinical Research Associate, CRA)

임상시험 데이터를 모니터링하고 임

상시험의 진행 정도를 평가하기 위해 주기적으로 시행기관을 방문하도록 의뢰자가 지정한 사람을 말한다.

- **자료 모니터링위원회**(Independent Data-Monitoring Committee, IDMC)

주기적으로 임상시험의 진행 상황, 안전성 관련자료, 중요한 유효성 결과 변수를 평가하고, 해당 임상시험의 계속 진행, 변경 또는 중지를 의뢰자에게 권고하는 독립된 위원회를 말한다.

무작위 배정(Randomization)

임상시험 과정에서 발생할 수 있는 삐뚤림(bias)을 줄이기 위해 확률의 원리에 따라 피험자를 각 치료군에 배정하는 것을 말한다.

비밀유지계약(Non-Disclosure Agreement)

의뢰자와 연구자가 기밀물질이나 정보를 공유하지만 협약에 따라서 보호되어야 하는 정보를 공개하지 않는 데 동의하는 계약이다.

사전상담(Pre-application Consultation Meeting)

임상시험을 시행하려는 사람이 임상시험계획서 승인신청 전에 임상시험계획서의 과학적·의학적 타당성 등에 대하여 식품의약품안전처장의 자문을 구하고 협의하는 과정이다.

선정과 제외기준(Inclusion and Exclusion Criteria)

피험자가 임상시험 계획서에 따라서 임상시험에 참여하는 데에 선정 또는 제외되어야 하는 기준을 말한다.

스크리닝(Screening)

잠재적 피험자가 임상시험에 참여하기에 적합한지를 결정하기 위하여 포함기준, 제외기준에 해당하는지의 여부를 확인해 보는 과정이다.

시판 후 조사(Post-Marketing Surveillance)

시판승인 후 다수의 환자를 대상으로 사용경험, 유효성, 안전성을 조사해 의무적으로 식품의약품안전처에 보고토록 하는 제도이다.. 개발과정에서 나타나지 않았던 새로운 이상반응 및 그 발생상황, 안전성과 유효성에 영향을 미치는 요인 등을 조사, 확인 후 허가사항에 반영함으로써 허가관리에 만전을 기하기 위해 시행하는 제도로서 현행 의료기기에서는 신개발의료기기, 희소의료기기에 적용되는데, 대상 여부는 품목허가 시에 식약청에서 결정한다.

시험용 물품(Test Article)

인간에게 사용할 목적으로 검사되는 의약품, 바이오 의약품이나 의료기기를 말한다.

시험자 임상시험 기본문서 파일(Investigator Site File-ISF)

시험책임자/시험기관에서 발생하는 기본문서를 적절하게 잘 정리 보존하기 위해 한 곳에 모을 수 있도록 준비된 파일이다.

식품의약품안전처(Ministry of Food and Drugs Safety)

1998년에 설립된 국무총리실 산하의 중앙행정기관으로서 식품·농축수산물·의약품·바이오의약품·한약·의료기기·화장품·의약외품·마약 등의 안전관리에 관한 사무를 관장하는데, 의료기기를 예로 들면 의료기기정책과에서는 의료기기 임상시험계획신청서를 접수하고 승인하는 부서이며, 의료기기심사부는 제출한 임상시험계획신청서를 검토하는 부서이다.

신약승인신청서(New Drug Application, NDA)

신약승인신청 시에 제출하는 신약시판승인신청서로서, 신약승인신청서 서식에는 신약승인신청서가 요구하는 비임상적 자료, 임상적·제약적 및 약물 동태학적 데이터 및 안전성에 대한 데이터가 모두 수록된다.

실태조사(Inspection)

식품의약품안전처에서 임상시험 실시기준 및 관련 규정에 따라 임상시험을 시행하였는지를 확인할 목적으로 임상시험기관, 의뢰자, 모든 시설, 문서(전자문서 포함), 기록 등을 현장에서 공식적으로 조사하는 행위를 말한다.

안전성(Safety)

의약품이나 의료기기의 사용에 따른 안전면에서의 성질, 성격 혹은 정도를 말한다.

연구자 미팅(Investigator Meeting)

다기관 임상시험에서 임상시험을 잘 수행하기 위한 중요한 활동으로 의뢰자가 해당 임상시험에 참여하는 연구자들 사이에 의사소통을 촉진하고 전체적인 연구계획서 및 수행방법에 대해 공유하기 위해 진행하는 회의를 말한다.

워크 시트(Work Sheet)

근거문서의 한 종류로서 방문별, 피험자별로 작성되어 피험자의 곁에서 임상시험계획서에서 요구한 근거자료 수집을 위해 사용되는 문서를 말한다.

유효성(Efficacy)

의약품이나 의료기기 등이 그 적응증에 대해서 효능 및 효과를 갖는 것, 또는 그 정도를 말한다.

응급사용(Emergency Use)

임상시험계획을 승인하기 전, 혹은 응급한 때에 임상시험용 의료기기를 사용할 수 있도록 한 것을 말한다.

의뢰자(Sponsor)

임상시험을 의뢰하는 의약품이나 의료기기 제조자 혹은 수입업자를 말한다.

의료기기임상시험센터(Medical Device Clinical Trial Center)

보건복지부의 보건의료 연구개발사업의 일환으로 선정된 의료기기 임상시험을 수행할 만한 역량을 갖춘 병원으로 임상시험과 관련된 연구사업 및 지원 등을 수행하는 기관이다.

이상반응 (Adverse Event, AE)

임상시험용 의약품이나 의료기기를 투여받은 피험자에서 발생하는 바람직하지 않고 의도되지 않은 증후, 증상 또는 질병을 말하며, 이러한 증상이 해당 임상시험용 의약품 또는 의료기기와 반드시 인과관계가 있는 것은 아니다.

- **심각한 이상반응/이상의료기기반응 (Serious AE/ADE)**

임상시험에 사용되는 의료기기 때문에 발생하는 이상반응 또는 이상의료기기반응 중 사망을 초래하거나 생명을 위협하였을 때, 입원 또는 입원기간 연장이 요할 때, 지속적 또는 의미 있는 불구나 기능 저하를 초래하였을 때, 선천적 기형 또는 이상을 초래하였을 때, 기타 시험책임자가 의학적으로 중증 질환이라고 판단할 때 등을 가리킨다.

- **예상하지 못한 이상약물반응 (Unexpected Adverse Drug Reaction)**

임상시험자 자료집 또는 의약품의 첨

부문서 등 이용 가능한 의약품 관련 정보에 비추어 이상약물반응의 양상이나 위해의 정도에서 차이가 나는 것을 말한다.

- **이상의료기기반응**(Adverse Device Effect, ADE)

의료기기와 관련된 이상반응을 말한다.

- **중대한 이상반응/이상약물반응**(Serious Adverse Event/Adverse Drug Reaction, ADR)

임상시험에 사용되는 의약품의 임의의 용량에서 발생한 이상반응 또는 이상약물반응 중에서 사망하거나 생명에 대한 위험이 발생하였을 때, 입원할 필요가 있거나 입원 기간을 연장할 필요가 있을 때, 영구적이거나 중대한 장애 및 기능 저하를 가져왔을 때, 태아에게 기형 또는 이상이 발생하였을 때 등을 말한다.

임상시험(Clinical Trial / Study)

임상시험은 크게 의약품 임상시험과 의료기기 임상시험으로 나뉜다.

의약품 임상시험은 임상시험용 의약품의 안전성과 유효성을 증명할 목적으로, 해당 약물의 약동(藥動), 약력(藥力), 약리(藥理), 임상(臨床) 효과를 확인하고 이상반응을 조사하기 위하여 사람을 대상으로 하는 시험 또는 연구를 말한다.

의료기기 임상시험은 임상시험에 사용되는 의료기기의 안전성과 유효성을 증명하기 위하여 사람을 대상으로 시험하거나 연구하는 것을 말한다.

임상시험은 임상시험 목적과 시기에 따라 다음과 같이 분류한다.

임상시험을 목적에 따라 분류하면 임상약리시험, 치료적 탐색 임상시험, 치료적 확정 임상시험, 치료적 사용 임상시험으로 구분할 수 있다.

임상시험을 실시시간에 따라 분류하면 제1상 임상시험, 제2상 임상시험, 제3상 임상시험, 제4상 임상시험으로 구분할 수 있다.

제1상 임상시험은 의약품 후보물질의 전 임상 동물실험으로 얻은 독성, 흡수, 대사, 배설 및 약리작용 데이터를 토대로 비교적 한정된(통상 20~80명, 때로 20명 이하) 인원의 건강인에게 신약을 투여하고 그 약물의 체내 동태(pharmacokinetics), 인체에서의 약리작용, 부작용 및 안전하게 투여할 수 있는 투여량(내약량) 등의 결정을 목적으로 하는 임상시험이다.

제2상 임상시험은 신약의 유효성과 안전성을 증명하기 위한 단계로서, 약리효과의 확인, 적정용량 또는 용법을 결정하기 위한 시험이다. 통상 자세히 평가될 수 있는 환자에 대해 한정된 인원수의 범위에서 행해지며, 대상 환자 수는 100~200명 내외이나, 항균제와 같이 다양한 적응증이 있는 약물은 훨씬 많은 환자 수로 진행되기도 한다.

제3상 임상시험은 신약의 유효성이 어느 정도까지 확립한 후에 행해지며, 시판허가를 받기 위한 마지막 단계의 임상시험으로서 비교대조군과 시험처치군을 동시에 설정하여 용량, 효과, 효능과 안전성을 비교평가하기 위한 시험이다. 대상환자 수는 약물의 특성에 따라 다르고 일반적으로 1/1,000의 확률로 나타나는 부작용을 확인할 수 있는 것이 바람직하다.

제4상 임상시험은 신약이 시판 사용된 후 장기간의 효능과 안전성에 관한 사항을 평가하기 위한 시험이다. 신약의 부작용 빈도에 대해 추가정보를 얻기 위한 시판 후 조사(post-marketing surveillance), 특수 약리작용 검색연구, 약물사용이 이환율, 또는 사망률 등에 미치는 효과 검토를 위한 대규모 추적연구, 시판 전 임상시험에서 검토되지 못한 특수환자군에 대한 임상시험, 새로운 적응증 탐색을 위한 시판 후 임상연구 등이 포함된다.

● **비임상시험**(Nonclinical Study)

사람을 대상으로 하지 않는 생의학적 연구를 말한다.

● **임상조사**(Clinical Investigation)

임상시험에 사용되는 의약품의 안전성과 유효성을 증명할 목적으로 해당 약물의 약동, 약력, 약리, 임상적 효과를 확인하고, 이상반응을 조사하기 위하여 사람을 대상으로 시행하는 시험 또는 연구로서 임상시험보다 광의의 개

념이다.

● **전 임상시험(Pre-Clinical Testing)**

시험용 의약품이 인간대상 임상시험에 사용해도 안전한지를 판단하기 위해 동물을 대상으로 시행하는 약물시험을 말한다.

임상시험 결과보고서(Clinical Trial / Study Final Report)

임상시험 종료 후 임상시험에서 얻은 결과를 임상적·통계적 측면에서 통합하여 기술한 문서를 말하며, 임상시험의 목적, 설계, 시험방법, 성적 및 통계학적 분석 등을 기록한 보고서에 의뢰자와 시험책임자가 서명한 것을 말한다.

● 공개 임상시험(Open Label Study)

피험자들과 임상시험 연구자가 투약될 약에 대해 알고 있는 상태로 진행하는 임상시험을 말한다.

● 중간 임상시험 결과보고서(Interim Clinical Trial / Study Report)

임상시험 도중에 실시한 분석에 따라 중간 결과를 보고하는 문서를 말한다.

임상시험계약서(Contract)

임상시험계약서에는 반드시 연구비의 규모 및 지급방법, 조기종료 및 시험중단 시 미사용 연구비의 반납 등 임상시험의 재정에 관한 사항, 업무의 위임 및 분장(分掌)에 관한 사항 및 의뢰자와 임상시험 실시기관장의 의무 사항이 포함되어야 한다.

임상시험계획서(Protocol, Clinical Investigation plan)

해당 임상시험의 배경이나 근거를 제공하기 위해 임상시험의 목적, 대상, 시험연구방법론, 통계학적 측면, 관련조직 등이 기술된 문서를 말한다.

- **임상시험 변경계획서(Protocol Amendment, Clinical Investigation plan Amendment)**

임상시험계획서의 내용을 변경하거나 임상시험계획서의 불명료한 부분을 명확하게 다시 기술한 문서이다.

임상시험계획 승인신청(Investigational Medical Device Application)

임상시험을 시행하려는 사람이 인체를 대상으로 해당 의료기기의 안전성·유효성에 관한 자료를 수집하기 위하여 식품의약품안전처장에게 승인을 신청하는 것을 말한다.

임상시험 관리기준(Good Clinical Practice, GCP)

2000년 처음으로 국내에서 수행되는 의약품과 의료기기 개발을 위한 임상시험 관리기준이 마련되었다. 임상시험에 관련된 의뢰자, 임상시험 연구자, 모니터요원 및 임상시험 심사위원회의 책임을 구체적으로 기술한 규정과 지침으로 이러한 규정과 지침은 피험자의 안녕과 권리를 보호하고 더불어 임상시험 동안 수집된 데이터의 정확성을 보장하기 위한 것이다.

임상시험 기본문서 파일(Trial Master File-TMF)

시험책임자/시험기관 및 의뢰자 측에서 발생하는 기본문서를 적절하게 잘 정리 보존하기 위해 한 곳에 모을 수 있도록 준비된 파일로 시험자 임상시험 기본문서 파일과 의뢰자 임상시험 기본문서 파일을 합쳐서 부르는 명칭이다.

임상시험 설계(Clinical Trial Design)

임상시험계획서상에 많이 사용되는 전문적인 용어들은 의학통계에 기반을 두고 설계되기 때문에 전문적인 임상통계 및 임상연구자과정을 이수하지 않으면 이해하기가 어렵다. 다만 이 책에서는 초보자들도 의견소통을 위해서 까다로운 용어들을 쉽게 모아서 정리하였다.

- **결측치(Missing Values)**

임상시험 도중 평가 변수 측정이 이루어지지 않은 때. 결측치 처리 방법으로 마지막 관측값 선행 대체법(last observation carried forward; LOCF), 조건부 평균 대체법(conditional mean imputation) 등이 있다.

- **공변량(Covariates)**

평가변수에 영향을 끼칠 수 있는 피험자들의 특징을 설명하는 변수를 말한다.

- **교차설계(Cross-Over Design)**

한 명의 피험자에게 시험기기 및 대조기기를 모두 적용하는 방법이다. 예를 들면 시험기기 우선 적용군이 시험기기를 먼저 사용하고, 일정 기간이 지난 후 대조기기를 사용하며, 대조기기 적용군은 그 반대의 순서로 설계하는 것이다.

● **귀무가설**(Null Hypothesis, H_1)

대립가설의 입증에 실패하여 채택할 수 밖에 없는 가설이다.

● **단일설계**(Single Design)

피험자 모두를 같은 처치군에 배정하는 방법으로 대조군을 설정하지 않은 설계이다.

● **대립가설**(Alternative Hypothesis, H_0)

시험자가 임상시험을 통해 증명하려는 가설이다.

● **동등성 시험**(Equivalence Trials)

시험기기의 유효성이 대조기기와 동등함을 확인하는 시험이다.

● **모집단**(Population)

임상시험에 대한 통계적인 관찰 대상이 되는 집단 전체를 말하고, 모집단은

미래의 의료기기 사용자 집단과 비슷한 성격을 가져야 하며, 피험자의 특징이 고르게 분포된 집단이어야 한다.

- **비열등성 시험**(Non-Inferiority Trials)

시험기기의 유효성이 대조기기보다 열등하지 않음을 확인하는 시험이다.

- **예비시험**(Pilot or Feasibility Test)

임상시험에 대한 경험 및 정보가 부족할 때, 본 임상시험 전에 시행하는 소규모 시험으로 10명 내외 피험자를 대상으로 시행하는 시험이다.

- **연구자 주도 임상시험**(Investigator Initiated Trial)

임상시험자가 허가되지 않은 의료기기의 안전성 · 유효성, 또는 이미 허가(신고)된 의료기기의 허가(신고)되지 않은 새로운 효능이나 효과를 연구하기 위하여 의뢰자 없이 독자적으로 수행하는 임상시험을 말한다.

● **우월성 시험**(Superiority trials)

대조기기(sham 또는 active 의료기기)에 대한 시험기기의 우월성을 확인하는 시험이다.

● **유의수준**(Significance Level; a)

제1종 오류를 범할 최대허용 한계치를 말한다.

● **이상치**(Outliers)

자료(data) 중 다른 값들에 비해 극단적으로 크거나 작은 값을 가리키는 것으로 임상시험 결과에 그릇된 영향을 끼칠 수 있어서, 이상치의 기준 및 처리 방법을 임상시험계획서에 제시해야 한다.

● **제1종 오류**(Type Ⅰ Error)

귀무가설이 참임에도 잘못하여 귀무

가설을 기각하고 대립가설을 채택할 확률을 가리킨다.

● **제2종 오류(Type II Error)**

대립가설이 참임에도 잘못하여 대립가설을 기각하고 귀무가설을 채택할 확률을 가리킨다.

● **평행설계(Parallel Design)**

피험자를 서로 다른 처치군(2집단 또는 3집단 이상)으로 배정하는 방법으로서 시험군과 대조군으로 나뉜다.

● **표본(Sample)**

모집단에서 선택된 구성 단위의 일부로서 표본은 모집단을 적절히 대표할 수 있어야 한다.

● **FAS군(모든 무작위 배정된 피험자 군-Full Analysis Set)**

전체 피험자 중 피험자 선정 및 제외

기준을 위반한 사람, 임상시험용 의료기기를 한 번도 사용하지 않은 사람 등을 제외한 분석군을 가리킨다.

- **ITT군(배정된 대로 분석군**-Intention to Treat Analysis)

피험자에게 어떠한 상황이 벌어졌더라도 당초 무작위 배정된 상태를 그대로 유지한 분석군을 가리킨다.

- **PP군(계획서 순응 분석군**-Per Protocol Analysis)

계획서 대로 임상시험을 따르지 않은 피험자를 분석에서 제외한 분석군을 가리킨다.

임상시험 수탁기관(Contact Research Organization, CRO)

임상시험과 관련된 의뢰자의 임무나 역할의 일부 또는 전부를 대행하기 위하여 의뢰자로부터 계약에 따라 위임받은 개인이나 기관을 말한다.

- **임상시험기구**(Clinical Research Organization, CRO)

의뢰자와 계약하는 독립계약자 또는 의뢰자로부터 한 가지 이상의 의무를 수행하는 것으로 여겨지는 개인 또는 단체를 말한다.

임상시험신약승인신청서(Investigational new Drug Application, IND)

인간을 위한 새로운 약, 바이오 의약품이나 의료기기의 임상시험 시작을 승인받기 위해 제출하는 신청서를 말한다.

임상시험 실시기관(Institution)

식품의약품안전처장이 별도로 정하는 의료기관 또는 특수연구기관으로서 실제 임상시험이 시행되는 기관을 말한다.

임상시험심사위원회(Institutional Review Board, IRB)

임상시험계획서 또는 변경계획서, 피험자로부터 서면 동의를 얻기 위해 사용하는 방법이나 제공되는 정보를 검토하고 지속해서 이를 확인하여 임상시험에 참여하는 피험자의 권리, 안전 및 복지를 보호하기 위해 시험기관 내에 독립적으로 설치한 상

설위원회를 말한다.

● **신속심사**(Expedite Review)

임상시험심사위원회(IRB) 규정에서 정한 바에 따라 임상시험의 시행과 관련하여 심사위원회가 정해진 회의일정보다 신속하게 심사하는 것을 말한다.

● **심사면제**(Exempt Review)

피험자의 권리를 침해하지 않고 위험을 주지 않을 연구내용에 대해 심사면제를 적용하지만, 국내에는 의약품/의료기기 관련 법규나 임상시험 실시기준에서 따로 정하지 않고 의약품이나 의료기기 임상시험에 적용되는 경우가 많지 않으므로 제한적으로 신중히 활용하는 것이 좋다.

● **정식심사** (Convened Review)

가장 기본적인 심사 형태로 주로 신규

과제(=최초심의) 시 적용되며, 과제 접수 시 사전 고지된 일정에 따라 열리며 대부분은 대면회의로 열리지만 화상회의 또는 다자간 전화나 회의처럼 같은 시간에 의견교환이 가능한 형태로 심의할 수 있다.

임상시험용 의료기기(Investigational Device)

임상시험에 사용되는 의료기기를 말한다.

- **대조시험용 의료기기**(Comparator)

임상시험용 의료기기와 비교할 목적으로 임상시험에 사용하는 모의품 또는 개발 중이거나 시판 중인 의료기기를 말한다.

- **의료기기**(Medical Device)

질병의 진단, 완치, 치료 또는 예방에

이용될 의도의 성분인 부속품을 포함해 도구, 장치, 체외시약이나 다른 유사한 물품들을 말하며, 의료기기는 체내의 화학적 작용을 통해 의도된 목적을 달성하는 것이 아니며, 그것의 목적을 달성하는 것은 대사작용과 관련이 없다.

임상시험용 의료기기관리자(Investigational Device Manager)

임상시험기관에서 임상시험용 의료기기를 보관, 관리하는 의사, 치과의사, 한의사, 간호사, 약사 또는 의료기사로서 임상시험기관의 장이 지정한 사람을 말한다.

임상시험용 의료기기의 치료적 사용 (Treatment Use of an Investigation Device)

생명을 위협하는 중대한 질환이 있는 환자를 치료하기 위하여 임상시험용 의료기기를 인도적 차원에서 사용하는 것이나 임상시험용으로 승인된 의료기기를 승인된 임상시험의 포함기준에 들어오지 않는 피험자를 대상으로 치료적 목적으로 사용하는 것 등을 말한다.

임상시험용 의약품(Investigational Product, IP)

시험약 및 대조약으로 나뉘며, 일반적으로 대조약으로는 위약이 사용된다. 시험약이란 임상시험용 의약품 중 대조약을 제외한 의약품을 말한다.

● **대조약(Comparator)**

시험약과 비교할 목적으로 사용하는 위약(僞藥) 또는 개발 중이거나 시판 중인 의약품을 말한다.

● **복제약(Generic Drug)**

브랜드 약과 동일하게 작용하는 성분을 가진 의약품으로 복제약은 오리지널 의약품의 특허권이 만료된 후에만 시판될 수 있다.

● **위약(Placebo)**

시험 되는 의약품과 비슷한 모양으로 설계되었으나, 효능이 없는 비활성적인 물질을 말한다.

● **일일허용량(Acceptable daily intake, ADI)**

사람이 일생에 걸쳐 매일 섭취해도 아무런 영향이 나타나지 않는 시험물질의 양으로 만성독성시험의 결과로 얻어지는 시험동물에 대한 최대무작용량(maximum no effect level, MNEL)에 안전계수를 곱하고 사람의 평균체중을 곱하여 정한다.

- **임상시험용 신약**(Investigational New Drug)

임상시험에 이용되는 새로운 약이나 바이오 의약품을 말한다.

- **임상우위약물**(Clinical Superior)

승인된 희귀의약품(orphan drug)보다 치료 효과가 높은 약물을 말한다.

임상시험의 신뢰성 보증(Quality Assurance, QA)

임상시험, 자료의 수집, 기록 및 문서작성, 보고 등에 관한 모든 사항이 이 기준과 관계 법령을 준수하였는지 여부를 사전에 계획된 바에 따라 체계적으로 실시하는 것을 말한다.

임상시험자료의 품질관리(Quality Control, QC)

임상시험과 관련한 행위나 활동이 타당한 수준에서 이루어지고 있음을 검증하기 위해 임상시험의 신뢰성 보증체계에 따라 구체적으로 적용하는 운영기법 및 활동을 말한다.

임상시험자 자료집(Investigator's Brochure, IB)

임상시험용 의약품에 관련된 임상 및 비임상 정보를 정리하여 시험자에게 제공하는 편집물을 말한다.

임상시험 조정자(Coordinating Investigator, CI)

각 시험기관의 시험책임자 중에서 다기관 임상시험에 참여하는 시험자 사이의 의견을 조정할 책임을 부여받은 사람을 말한다.

임상시험 책임연구자(Principal Investigator, PI)

시험기관에서 임상시험 수행에 대한 책임이 있는 사람을 말한다.

- **인증된 임상시험 연구자(Certified Clinical Investigator, CCI)**

요구된 임상경험과 교육수준에 부합

하며 인증시험에 통과해 인증서를 획득한 임상시험 연구자를 말한다.

● **임상시험 담당자**(Sub-Investigator)

임상시험 책임자의 위임 및 감독 아래 임상시험과 관련된 업무를 담당하거나 필요한 사항을 결정하는 의사, 한의사, 치과의사 및 기타 임상시험에 관여하는 사람을 말한다.

임상시험 코디네이터(Clinical Research Coordinator, CRC)

임상시험 코디네이터는 임상시험에서 책임연구자의 감독 아래 임상시험 관련 규정의 원칙에 따라 전문적인 지식과 기술을 바탕으로 환자의 존엄성과 피험자의 권리를 보호하고 시험이 잘 수행되도록 시험

기관 및 연구자를 지원하면서 모든 과정의 관리 역할을 하는 사람을 지칭한다. 간호사 이외에도 임상시험을 지원하고 운영하는 사람으로 의료기사 또는 의료 지식을 갖춘 진료보조자 등이 있다. 하지만 일반적으로는 CRC는 의학과 임상시험 및 의료기기에 대한 지식을 겸비해야 하기 때문에 간호사가 가장 적합하다고 생각되며, 실제로 CRC의 다수가 간호사이므로 흔히 CRC와 연구간호사(Clinical Research Nurse, CRN)라는 용어가 혼용되고 있다.

- **인증된 임상시험 코디네이터(Certified Clinical Research Coordinator, CCRC)**

2년 이상의 경력과 인증시험에서 통과해 인증서를 획득한 임상연구 코디네이터를 말한다.

전자의무기록(Elctronic Medical Report-EMR)

병원진료 지원업무 중 기록업무를 전산처리한 것이다.

점검(Audit)

평가대상인 임상시험 활동들이 임상시험계획서, 의뢰자의 표준작업지침서에 따라 시행되고, 데이터는 기록과 분석이 정확하게 보고되었는지를 결정하기 위해 임상시험과 관련된 활동과 문서에 대한 체계적이며 독립적인 조사를 말한다.

- **점검인증서**(Audit Certificate)

  점검 담당자가 점검 작업이 제대로 이루어졌다고 확인하여 공표하는 문서를 말한다.

종료미팅(Closing Meeting, Closure Meeting)

실태조사, 점검, 모니터링 등 해당 업무의 종료를 위해 임상시험 관련자가 모두 참석하여 시작하는 업무종료의 진행, 보고, 회의를 말한다. 주로 임상시험이 종료되고 임상시험 관련 자료가 완전히 정리된 이후 종료미팅이 이뤄지고 증례기록서, 약물 수불대장, 연구자 파일, 그리고 행정적 업무 등의 마무리를 진행하기 위한 회의이다.

증례기록서(Case Record Form, CRF)

개개 피험자별로 계획서에서 규정한 정보를 기록하여 의뢰자에게 전달될 수 있도록 고안한 인쇄되거나 전자문서화된 임상계획서의 서식을 말한다.

● 전자증례기록서(Electronic Case Report Form, eCRF)

종이문서가 아닌 웹이나 인터넷 등 온라인에서 공유할 수 있도록 만든 전자문서화된 증례기록서를 말한다.

표준작업지침서(Standard Operating Procedure, SOP)

특정 업무를 표준화된 방법에 따라 일관되게 실시할 목적으로 해당 절차 및 수행방법 등을 상세하게 기술한 문서를 말한다.

품목허가용 임상시험(Pivotal Study)

품목허가 전 최종 임상연구로 이 연구 결과와 이전의 임상연구 결과를 모두 합하여 총체적으로 검토하여 품목허가 여부를 결정한다.

품목허가 전 임상시험용 의약품의 치료목적 사용 (Treatment Investigational New Drug)

생명을 위협하는 중대한 질환 등이 있는 환자를 치료하기 위하여 임상시험용의약품 또는 시판허가 되지 않은 의약품을 동정적으로 사용할 수 있도록 하는 것을 말한다.

피험자(Subject/Trial Subject)

임상시험에 참여하여, 임상시험용 의약품을 투여받거나 임상시험용 의료기기를 적용받는 사람을 지칭한다.

피험자 동의(Informed Consent)

피험자가 임상시험 참여 유무를 결정하기 전에 피험자를 위한 피험자 설명서를 통해 해당 임상시험과 관련이 있는 모든 정보를 받고, 서명과 서명 날짜가 포함된 동의서(informed Consent form)를 통해 본인이 자발적으로 임상시험에 참여함을 확인하는 절차를 말한다.

피험자 식별코드(Subject Identification Code)

피험자의 신원을 보호하기 위해 시험책임자가 각각의 피험자에게 부여한 고유 식별기호로서, 시험책임자가 이상반응 또는 기타 임상시험 관련자료를 보고할 때 피험자의 성명 대신 사용하는 것을 말한다.

피험자의 복지(Well-being of the trial subjects)

1964년 세계의사회에서 발표한 헬싱키 선언에 따라 발표한 피험자의 복지란 임상 시험에 참여하는 피험자의 육체적·정신적 안녕을 말하고, 이는 임상시험에서 가장 중요시되는 철학이기도 하다.

피험자의 취약한 환경(Vulnerable Subject)

임상시험 참여와 연관된 이익에 대한 기대 또는 참여를 거부하여 조직 위계의 상급자로부터 받게 될 불이익을 우려하여 자발적인 참여 결정에 영향을 받을 가능성이 있는 피험자(예: 의과대학·약학대학·치과대학·간호대학의 학생, 병원 또는 연구소 근무자, 제약회사 직원, 군인, 수감

자)나, 불치병에 걸린 사람, 시행규칙에서 정한 집단시설에 수용 중인 사람, 실업자, 빈곤자, 응급상황에 처한 환자, 소수 인종, 부랑자, 난민, 미성년자, 자유의지로 동의를 할 수 없는 피험자를 말하며, 가능하면 임상연구에서 취약한 환경에 있는 피험자를 피하고 무작위추출이 될 수 있도록 광고 등을 통하여 피험자를 모집하여야 한다.

● **공정한 입회자**(Impartial Witness)

해당 임상시험과는 무관하고 임상시험에 관련된 사람들로부터 부당한 영향을 받지 않을 사람으로서 피험자나 피험자의 법적 대리인이 문맹일 때 서면 동의 과정에 입회하여 서면 동의서 및 피험자에게 제공되는 모든 서면정보를 대신하여 읽는 사람을 말한다.

● 대리인(Legally Authorized Representative)

피험자의 친권자, 배우자, 후견인으로서 피험자를 대신하여 피험자의 임상시험 참여 여부에 대한 결정을 내릴 수 있는 사람 말한다.

GMP(Good Manufacturing Practice)

의료기기의 안전성과 유효성을 품질면에서 보증하는 기본 조건으로서의 우수 의료기기 제조 관리의 기준이다.

ICH(International conference on Harmonization)

1990년 4월 미국 · 유럽 · 일본의 정부 및 기업 대표들이 대등한 자격으로 참여하여 각 지역의 의약품 시판 허가 관련 규정을 표준화할 목적으로 시작된 회의이다.

ISO(International Organization for Standardization 14155)

인간 피험자용 의료기기 임상시험 국제 표준이다.

참고문헌

1. SCDM(Society for Clinical Data Management) 홈페이지. http://www.scdm.org/. 2014.
2. SDTM(Study Data Tabulation Model) Implementation Guide Ver. 3.1.1
3. WHO Uppsala Monitoring Centre 홈페이지. http://www.umc-products.com/. 2014.
4. MedDRA MSSO 홈페이지. http://www.meddramsso.com. 2014.
5. 식품의약품안전처 홈페이지. http://ezdrug.kfda.go.kr. 2014.
6. 의학연구협력센터. 연구자료관리실 업무 안내. 의학연구협력센터. 2009.

7. 서울대학교 의과대학. 서울대학교병원, 의학연구협력센터. 제1회 연구자료 관리자 양성을 위한 전문과정 교재. 2008~2009.
8. 보건복지가족부지정 국가임상시험사업단 임상시험전문인력양성아카데미. 임상시험 데이터 관리자를 위한 단기 실무과정 교재. 2009.
9. 식품의약품안전처, 국립독성연구원, 임상시험 관련자를 위한 기본교재. 2009.
10. 보건복지가족부지정 국가임상시험사업단 임상시험전문인력양성아카데미. 임상시험 데이터 관리자를 위한 장기 실무과정 교재. 2009.
11. 이흥만. 임상연구코디네이터가이드북. 세종의학. 2014.
12. 의료기기 임상시험 의뢰자과정 표준교육교재. 보건복지부 한국보건산업진흥원. 2013.

저자 소개

김성철(金星澈)

원광대학교 한의과대학 졸업
한의학 박사 침구과 전문의
전 세명대학교 한의과대학 임상교수
동신대학교 한의과대학 겸임교수
미국 토마스 제퍼슨의과대학 통증센터 교환교수
미국 필라델피아 선학대학원 침구학과 교환교수
현 원광대학교 한의학전문대학원 교수
원광대학교 광주한방병원 침구의학1과 과장
원광대학교 희귀난치성신경근육질환센터 센터장
원광대학교 광주한방병원 임상시험센터 연구책임자
대한희귀난치중증질환한의학회 회장

수상 04년 대한침구학회 학술상 수상
05·06년 대한한의학회 학술상 수상

저서 동의보감처방집
Saam Five Element Acupuncture
(공저, 사암침 영문판)
Acupuncture in Modern Medicine
韓國傳統 舍巖鍼法(공저)

알기 쉬운 임상시험 용어집 값 6,000원

2015년 1월 20일 1판 1쇄

편 저 자 김 성 철
발 행 인 임 동 규
발 행 처 **집 문 당**
주 소 110-360 서울특별시 종로구 돈화문로 82
등 록 1971. 3. 23. 제300-2012-69호
영 업 부 (02)743-3192~3 팩스(02)742-4657
전자우편 sale@jipmoon.co.kr
편 집 부 (02)743-3096~7 팩스(02)743-0227
전자우편 edit@jipmoon.co.kr
홈페이지 www.jipmoon.co.kr

ISBN 978-89-303-1662-0

이 도서의 국립중앙도서관 출판예정도서목록(CIP)은 서지정보유통지원시스템 홈페이지(http://seoji.nl.go.kr)와 국가자료공동목록시스템(http://www.nl.go.kr/kolisnet)에서 이용하실 수 있습니다.(CIP제어번호: CIP2015001651)